Moderne
Radium- und Thoriumtherapie

bei der Behandlung

der Geschwülste, der Gicht, der rheumatischen Erkrankungen,
der Neuralgien und der Blutkrankheiten.

Von

Dr. med. **Adolf Bickel,**
Professor an der Universität Berlin.

Vortrag, gehalten im Fortbildungskurs für praktische Aerzte
am 13. November 1913.

Springer-Verlag Berlin Heidelberg GmbH
1914

ISBN 978-3-662-34248-0   ISBN 978-3-662-34519-1 (eBook)
DOI 10.1007/978-3-662-34519-1

Alle Rechte vorbehalten.

Meine Herren!

Gut ein Jahrzehnt treiben wir jetzt Therapie mit radioaktiven Substanzen. Die ersten Ansätze begegneten skeptischer Zurückhaltung seitens der Aerzte. Das habe ich selbst erfahren müssen, als ich mit Bergell auf dem Kongress für innere Medizin im Jahre 1904 unsere ersten Untersuchungen über biologische Wirkungen der Radiumemanation vortrug.

Und doch, war nicht schon die Physik der radioaktiven Substanzen, deren Studium in revolutionärer Weise unsere ganzen, alten, verbrieften Vorstellungen über Wesen und Eigenart der Elemente umgestaltete, an Wundern reich genug, als dass man nicht bei einer Anwendung eben dieser Stoffe auf Vorgänge im menschlichen Körper neue und bisher ungeahnte Wirkungen hätte erwarten dürfen? Hatten nicht die erstaunlichen Erfolge bei der therapeutischen Nutzbarmachung der Röntgenstrahlen uns bereits genügend Analogien gegeben, auf Grund deren wir biologische Wirkungen der radioaktiven Materie mit Wahrscheinlichkeit im voraus berechnen konnten?

Schritt für Schritt musste sich die Radiumtherapie zunächst mühsam ihren Platz an der Sonne erkämpfen. Dann kam eine Zeit des Ueberschwangs der an sie geknüpften Hoffnungen, dann folgte eine Reaktion, dann wieder stieg die Radiumtherapie zu neuem Ansehen empor. Und wenn wir hier in Deutschland in diesen Monaten uns gar durch die aufsehenerregenden Mitteilungen der Gynäkologen in einer Hochkonjunktur befinden, die unsere kühnsten Erwartungen tief in den Schatten stellt, dann wollen wir doch nicht vergessen, dass Frankreich Aehnliches bereits vor wenigen Jahren erlebt hat, und wir sollen uns darüber klar sein, dass auch bei uns auf diese Zeiten der Begeisterung wieder die Ernüchterung folgen wird.

Sicher hält nicht die Radiotherapie alles das, war wir von ihr erhoffen. Sicherlich ist nicht die strahlende Materie — um ein Beispiel herauszugreifen — das Heilmittel gegen den Krebs. Aber es gehört keine Prophetengabe dazu, um wenigstens soviel mit Sicherheit vorauszusagen, dass nämlich die radioaktiven Elemente auf lange Zeit hin eine Hauptwaffe in unserem Arsenal gegen zahlreiche Krankheiten und vor allem gegen die bösartigen Geschwülste bleiben werden.

Ich möchte diese letzten Sätze unterstreichen. Denn wenn wir sehen, dass jetzt in aufopferungsvoller Weise die Kommunen wetteifern, um in den Besitz der erforderlichen grossen Mengen von Radium und Mesothorium, die zur Ausübung der Bestrahlungstherapie notwendig sind, zu gelangen, dann sollen sie es in dem Bewusstsein tun, dass sie damit weiteren ärztlichen Kreisen es ermöglichen, mitzuarbeiten an dem Ausbau dieser Therapie und an der Sammlung desjenigen grossen Beobachtungsmaterials, das für eine definitive zukünftige Urteilsfällung erforderlich ist. Und wenn wir Aerzte uns gruppenweise zusammenschliessen, um grössere Mengen radioaktiver Substanzen aus privaten Mitteln zur Behandlung unserer Patienten zu erwerben, da für den einzelnen Arzt Risiko und Anschaffungspreis des Radiums und Mesothoriums wohl in der Regel zu hoch sein werden, so sollen wir uns dabei vergegenwärtigen, dass wir nicht ein fertiges Instrumentarium erwerben, das seinen Wert in absehbarer Zeit in gleicher Weise behaupten wird, sondern dass wir damit Anteil nehmen an etwas Werdendem, Gestaltung Suchendem, das in seiner Entwicklung auf- und abflutet, wie die Welle, und von dem wir heute noch nicht wissen können, welches Gesicht es endgültig annehmen wird.

So ist es mir auch nicht möglich, Ihnen heute Abend einen in sich geschlossenen Abriss der Radiumtherapie zu geben. Auf Schritt und Tritt werden wir Problemen begegnen, die noch der Durcharbeitung bedürfen, und ich werde auch bei dem Bericht der therapeutischen Erfolge zu einschränkenden Bemerkungen immer wieder gezwungen sein. Ehe wir aber uns der Therapie zuwenden, lassen Sie uns einen kleinen Streifzug durch die Physik und Chemie der radioaktiven Elemente unternehmen und lassen Sie uns einen Blick auf die allgemeinen biologischen Wirkungen eben dieser Substanzen werfen[1]).

Meinen Ausführungen zur Physik der radioaktiven Elemente schicke ich eine Tabelle vorauf, in der die Familien des Radium und Thorium nach Genese und Lebensdauer ihrer einzelnen Glieder eingetragen sind.

Familie des Radiums.

Zerfallsprodukte	Strahlen	Halbwertsperiode	
Radium	α, β	ca. 2000	Jahre
Emanation	α	3,85	Tage
Radium A	α	3,0	Minuten
„ B	β	26,7	„
„ C	α, β, γ	19,5	„
„ D	—	15	Jahre?
„ E_1	—	—	
„ E_2	β, γ	4,8	Tage
„ F (Polonium)	α	140	„

Familie des Thoriums.[2])

Zerfallsprodukte	Strahlen	Halbwertsperiode	
Thorium	α	ca. 30 Milliard.	Jahre
Mesothorium I	—	5,5	Jahre
„ II	β, γ	6,2	Stunden
Radiothorium	α	2	Jahre
Thorium X	α	3,6	Tage
Thorium-Emanation	α	53	Sekunden
Thorium A	α	0,14	„
Thorium B	β, γ	55	Minuten
Thorium C_1 / Thorium C^1 (35 pCt. / 65 pCt.)	—	55	„
Thorium C_2	α	ca. $1/1\,000\,000\,000\,000$	Sek.
Thorium D	β, γ	3,1	Minuten

(Aktive Bestandteile des therapeutisch verwandten Thorium X)

---

1) Wer Ausführlicheres erfahren und sich speziell über die reiche Literatur orientieren will, den verweise ich auf das in diesem Jahre unter Mitwirkung zahlreicher Fachgenossen erschienene grosse P. Lazarussche „Handbuch der Radiumbiologie und Therapie." Wiesbaden 1913. — Aelteren Datums ist ein von Löwenthal herausgegebenes Buch. — Eine leicht fassliche, recht vollständige, und doch gedrängte Darstellung gibt bei kritischer Sichtung des Materials das mehr als Lehrbuch gedachte Werk von Lipliawsky und Lungwitz: „Die Radioelemente in der Heilkunde." Berlin 1913.

2) Nach Keetmann, Zeitschr. f. experim. Pathol. u. Ther. Bd. 12.

Die charakteristischen Merkmale der Elementreihen, die uns hier interessieren, der Reihe des Radiums, des Thoriums und des Aktiniums, sind in ihrer, unter Wärmeentwickelung sich vollziehenden dauernden Umsetzung und in ihrem Vermögen, Strahlen zu produzieren, gegeben. Der Zerfall der radioaktiven Atome regelt sich nach dem Gesetz, dass die Zahl der in einer Sekunde zerfallenden Atome stets der Zahl der gerade vorhandenen Atome proportional ist. Dadurch ist das Verhältnis zwischen der Zahl der in der Zeiteinheit zerfallenden Atome und der Zahl der noch vorhandenen konstant. Je kleiner dieser Quotient oder, wie er heisst, die radioaktive Konstante ist, desto langsamer erfolgt der Zerfall. Am Beispiel der Zerfallsgeschwindigkeiten der Emanationen sei das noch etwas näher erläutert.

Bei der Radiumemanation zerfallen von einer Million Atomen nur 2,1 Atome in der Sekunde. Bei der Aktiniumemanation dagegen zerfallen von 100 Atomen 18 in jeder Sekunde. Die Thoriumemanation steht zwischen beiden, aber nähert sich dem Wert für die Aktiniumemanation. —

Die Umwandlung eines radioaktiven Atoms in ein anderes muss nun ihre Ursache in der Besonderheit der inneren Atomstruktur haben, die Energieverluste erlaubt und durch sie instabil wird. Es ist aber vollkommen unmöglich, durch alle bekannten Kräfte die Umwandlung eines radioaktiven Atoms in ein anderes irgendwie zu beeinflussen.

Die drei Strahlenarten, die die radioaktiven Elemente aussenden, heissen α-, β- und γ-Strahlen.

Die α-Strahlen sind mit positiver Elektrizität geladene korpuskuläre Substanzteilchen, die das Mutterelement von sich abstösst und die als solche ein Eigenleben weiterführen, als neues Element Helium für sich fortexistieren. Jedes α-Teilchen entspricht einem Heliumatom, und ein solches Heliumatom wird von den verschiedensten Gliedern der drei genannten Elementreihen abgegeben.

Es stellt also gewissermassen ein Abfallsprodukt dar, das bei der Umsetzung der radioaktiven Elemente bei gewissen Zerfallsstufen gebildet wird, und es bedeutet somit der Austritt jedes Heliumatoms eine Verminderung des Gewichts des Mutteratoms um 4, insofern eben dem Helium dieses Atomgewicht zusteht.

Diese Kenntnis setzt uns in die Lage, z. B. zu berechnen, was aus dem Radium bei seinem Zerfall schliesslich wird. Wir wissen, dass in der Reihe der Zerfallsprodukte des Radiums an 5 Stellen ein α-Strahl, also ein Heliumatom abgegeben wird. Es muss sich demnach das Atomgewicht des Radiums, das 226,4 beträgt, um $5 \times 4 = 20$ bei der Umwandlung vermindern. Wir erhalten nach alledem als Endprodukt des Radiums einen Körper, dessen Atomgewicht 226,4—20, d. h. ca. 206,4 lauten muss. Das Atomgewicht des Bleies beträgt 206,9. So führt uns, wie Sie sehen, diese einfache Berechnung zu der Erkenntnis, dass das kostbare Radium schliesslich in Blei übergeht.

Eine ähnliche Berechnung können wir bei dem Thorium anstellen und finden hier als Endpunkt der Thoriumreihe das Wismut. Nur für das Aktinium hat sich Herkunft und Ende bislang noch nicht mit Sicherheit ermitteln lassen.

Von ganz anderer Qualität, wie die α-Strahlung, sind die negativ elektrischen β-Strahlen. Sie stellen sich uns, um es kurz zu sagen, als **natürlich vorkommende Kathodenstrahlen** dar, d. h. als Strahlen, die ihrem Wesen nach mit denjenigen Strahlen identisch sind, die in einer Geissler'schen Röhre von der Kathode ausgehen und die in der Röntgenröhre durch ihren Anprall auf einen festen Körper als Sekundärstrahlen die Röntgenstrahlen erzeugen.

Hatten wir bei den Trägern des α-Strahls es mit **Atomen** zu tun, so stellen sich uns die Träger der β- oder der Kathodenstrahlung als **Elektrone** dar. Das Elektron ist — sit venia verbo — **das Atom der Elektrizität**, d. h. das kleinste Elektrizitätsquantum, mit dem ein Atom eines einwertigen Elements geladen sein kann. Mit Elektrizität geladene Atome heissen Ione, und diese sind uns als Anione und Katione von der Lehre der elektrolytischen Erscheinungen her wohl bekannt. Während nun bei der Elektrolyse Elektrone, wie gesagt, nur in **Verbindung mit Atomen**, d. h. also als Ione vorkommen, hat das Studium der elektrischen Entladungen in verdünnten Gasen, z. B. in der Geissler'schen Röhre, worauf ich schon hinwies, auch **freie Elektrone** uns kennen gelehrt, und natürlich vorkommenden freien Elektronen begegnen wir endlich bei der radioaktiven Materie.

Die dritte Strahlenkategorie, die negativ elektrischen γ-Strahlen, entsprechen den Röntgenstrahlen. Ob es sich bei ihnen um Aetherschwingungen oder um elektrisch geladene Teilchen handelt, deren Grösse noch unter derjenigen der Elektrone liegt, bleibt dahingestellt. Es ist aber bemerkenswert, dass der γ-Strahl sowohl, wie der Röntgenstrahl, der ja beim Zusammenprall eines Kathodenstrahls mit einem festen Körper entsteht, seinerseits wieder beim Aufprall auf einen solchen Körper sekundäre Kathoden- bzw. β-Strahlen zu erzeugen vermag.

Es würde mich zu weit führen, wollte ich auf die Differenzierung dieser drei Strahlenarten näher eingehen, ihr Verhalten im magnetischen Feld u. dgl. mehr schildern. Nur ihre **Geschwindigkeit, Reichweite und Penetrationskraft** seien hier etwas genauer erläutert, da sie für die Therapie von grosser Bedeutung sind.

Die Geschwindigkeit der α-Strahlung beträgt nur $1/10 - 1/20$ der Lichtgeschwindigkeit. Sie nimmt mit der Entfernung von der Strahlenquelle rasch ab, und wenn ihr Wert unter eine gewisse Grösse gesunken ist, so büsst auch der α-Strahl verschiedene ihm anfänglich innewohnende Eigenschaften ein. Man nennt diese Distanz die Reichweite des Strahls. Er verliert z. B. die photographische Wirksamkeit, auch das Fluoreszenzvermögen und endlich seine Fähigkeit, bei seiner Passage durch Gase diese zu ionisieren, d. h. für den elektrischen Strom leitend zu machen. Auf letztere Eigenschaft gründet sich ja bekanntlich die Methode des elektroskopischen Nachweises der strahlenden Materie. Da die Teilchen des α-Strahls, wie wir hören, Atome und mithin von beträchtlicher Grösse sind, können sie andere Stoffe nur sehr schlecht durchdringen. So ist z. B. schon ein dickwandiges Glas oder eine starke Glimmerplatte oder eine dünne Metallplatte fast undurchlässig für den α-Strahl. Lassen wir α-Strahlen direkt auf die Haut aufprallen, so erschöpfen sie sich in den obersten Schichten und dringen nicht in grössere Tiefen vor. Bei der Absorption aber vermögen sie wahrscheinlich auch wieder eine Sekundärstrahlung nach dem Charakter der β-Strahlen auszulösen. Beiläufig sei hier noch erwähnt, dass das Absorptionsvermögen der verschiedenen Substanzen im allgemeinen ihrer Dichte proportional ist.

Der β-Strahl zeigt schon ein ganz anderes Verhalten. Seine Geschwindigkeit kommt derjenigen des Lichtes nahe, Reichweite und besonders die Durchschlagskraft sind weitaus beträchtlicher. Es gibt nun β-Strahlen von verschiedenem Penetrationsvermögen, weiche und harte Strahlen. Will man einen Mittelwert nennen, so kann man sagen, dass die β-Strahlen von einer 3 mm starken Bleiplatte erst zurückgehalten werden.

Bei dem Aufschlagen auf feste Körper oder bei der Passage durch sie werden die β-Strahlen nun nicht bloss absorbiert, sondern auch diffus zerstreut. Sie erzeugen weiterhin Sekundärstrahlen, die den ursprünglichen β-Strahlen sehr ähnlich sind, aber doch ein viel geringeres Penetrationsvermögen besitzen.

Die γ-Strahlen endlich passieren noch 1 cm dicke Bleiplatten; um ein weiteres Beispiel anzuführen, will ich erwähnen, dass z. B. die von 30 mg Radiumbromid ausgehenden γ-Strahlen zum Teil noch Eisenplatten von 30 cm Dicke durchschlagen! Also ihre Penetrationskraft ist enorm. Sie gehen so auch durch die Hautdecken glatt hindurch, ohne nennenswert absorbiert zu werden, und können leicht die Tiefen des Körpers erreichen.

Ich fasse zusammen, was wir uns zum Verständnis der therapeutischen Verwendung radioaktiver Substanzen einprägen müssen. Die α-Strahlen, aus positiv elektrisch geladenen Heliumatomen bestehend, haben ein ausserordentlich geringes Penetrationsvermögen und bleiben an der Oberfläche desjenigen Körpers haften, auf den sie auftreffen. Die freie Elektrone darstellenden, negativ elektrischen β-Strahlen, die teils aus weicheren, teils aus härteren Strahlenbündeln bestehen, dringen etwa 7 mm tief in das Gewebe ein und werden dann absorbiert. Die negativen γ-Strahlen endlich, mögen sie nun Aetherschwingungen oder sonst was sein, die sich ebenfalls aus härteren und weicheren Strahlengruppen zusammensetzen, haben die grösste Durchschlagskraft. Ihre Absorption in allen Substanzen ist etwa 100 mal geringer als die der β-Strahlen. Sowohl die β-Strahlen wie auch die γ-Strahlen lassen an denjenigen Materien, die sie treffen und von denen sie absorbiert werden, Sekundärstrahlen meist von der Art weicher β-Strahlen hervorgehen.

Es erhebt sich nun weiterhin die Frage, ob zwischen den gleichen Strahlenarten verschiedener Provenienz Unterschiede existieren und ob speziell hinsichtlich der praktischen Anwendung Differenzen vorhanden sind zwischen der Strahlung verschiedener radioaktiver Elemente und zwischen ihnen und den Strahlen der Röntgenröhre. Darüber ist folgendes zu sagen. Wie Keetmann in einer jüngst erschienenen Arbeit richtig ausführt, ist die Gesamtenergie der β- und γ-Strahlen des Radiums und des Mesothoriums praktisch gleich gross. Es ist also gleichgültig, ob wir zu Bestrahlungszwecken Radium oder Mesothorium benutzen.

Die Penetrationsfähigkeit der β- und γ-Strahlen beider Elemente ist jedenfalls die gleiche. Dagegen ist die Durchschlagskraft der γ-Strahlen des Radiums und Mesothoriums sehr viel beträchtlicher als diejenige der härtesten Röntgenstrahlen. Es können daher Röntgenstrahlen, wenigstens so wie sie die heutige Technik liefert, niemals die Tiefenwirkung ausüben, wie die γ-Strahlen des Radiums oder Mesothoriums.

Noch ein anderer Punkt bedarf hier der Erwähnung. Er bezieht sich auf die Dosierung und ist von Keetmann durch folgenden Vergleich in das richtige Licht gerückt worden. Genau wie ein differentes Arzneimittel um so stärkere und nachhaltigere Wirkungen ausüben kann, wenn es von Zeit zu Zeit in grossen Einzeldosen gegeben wird, als dann, wenn man es tagtäglich in kleinen homöopathischen Mengen verabfolgt, genau so verhält es sich mit den Strahlen. Ein starkes Strahlenbündel, das von einer kleinen räumlich zusammengedrängten grossen Radium- oder Mesothoriummenge ausgeht, hat eine viel intensivere Wirkung als die gleiche Totalmenge an Strahlen, die sich über eine grosse Fläche verteilt. Ferner wird man ganz andere Wirkungen erzielen, wenn man in Intervallen die Strahlung grosser Substanzmengen jedesmal kürzere Zeit einwirken lässt, als dann, wenn man mit kleinen Substanzmengen entsprechend häufiger bestrahlt. **Man kann also nicht mit einer kleinen Substanzmenge durch häufigere Bestrahlungen dasselbe erreichen, was man mit einer grossen Substanzmenge erzielt, die man in grösseren Intervallen einwirken lässt.**

Das zeigt sich nicht nur bei den therapeutischen Effekten, die wir durch die Bestrahlung erzielen; das sehen wir auch bei biologischen Versuchen verschiedener Anordnung, das lehren endlich auch die durch die Strahlenwirkung erzeugten anatomischen Gewebsbilder. Ich erinnere z. B. daran, dass schwache Dosen vielfach nur eine Wachstumsanregung, ja, wie Kaiserling ausführt, direkt hypertrophische Prozesse bewirken, während nur bei der Anwendung grosser Dosen dieses hypertrophische Stadium zur Nekrose, zum Zelltod führt.

Die praktische Bedeutung dieser Erkenntnis liegt auf der Hand. Wir können durch Bestrahlung mit kleinen Dosen unter Umständen ein Carcinom zur Wucherung treiben und dem Kranken dadurch schaden, während durch grosse Dosen erst der Heileffekt durch Nekrotisierung des Tumors erzielt wird. Ich darf zur weiteren Illustration noch auf die Beobachtungen hinweisen, die Prado-Tagle in meinem Laboratorium mit kleinen Strahlenmengen bei Dauerbestrahlung anstellte: Er konnte durch die Anlegung subkutaner Radiothoriumdepots Riesenzellentumoren direkt experimentell erzeugen; dabei gingen die Riesenzellen aus dem Bindegewebe hervor.

Meine Herren! Unsere physikalischen Betrachtungen haben uns unversehens ins biologische und medizinische Gebiet geführt. Ich muss Sie aber noch einmal zur Physik der radioaktiven Strahlung zurückrufen.

Die verschiedene Penetrationskraft der drei Strahlenkategorien ermöglicht es uns nämlich, in einer einfachen Weise die drei Strahlenarten voneinander zu trennen. Die von einem Radium- oder Mesothoriumpräparat ausgehende α-Strahlung können wir leicht ausschalten, indem wir das Präparat hinter eine Glimmerplatte legen oder indem wir es mit einem dünnen Lack überziehen. Wollen wir auch die β-Strahlen mehr oder minder vollkommen abblenden, so hüllen wir die Substanz in eine Kapsel, deren Wand aus 1—3 mm dickem Blei oder Silber oder aus 0,6—0,8 mm dickem Gold oder 0,5 mm dickem Platin besteht. Um die beim Durchgang der γ-Strahlen durch diese Metallhülsen an deren Aussenfläche auftretenden weichen Sekundärstrahlen zu absorbieren, genügt eine Gummimembran. Bei einer solchen Filterung gelangen nur noch γ-Strahlen nach aussen; allerdings wird ein Teil der γ-Strahlen und speziell die mit geringer Durchschlagskraft auch bei dieser Filterung schon absorbiert. Aber bei den genannten unteren Grenzen der Wandstärken ist der Verlust an γ-Strahlen gering, und die wenigen härteren β-Strahlen, die dabei noch durchtreten können, haben keine bedeutendere Wirkung mehr auf das Oberflächengewebe. Sie ersehen aus alledem, dass wir es ganz in der Hand haben, mit den Strahlenkategorien zu arbeiten, die wir für zweckmässig halten. Die geschickte Anordnung der Filtertechnik, die allerdings nur durch die praktische Handhabung erlernt werden kann, trägt denn auch wesentlich zu den Erfolgen der Strahlentherapie bei.

In der Anwendung des Radiums und Mesothoriums erschöpft sich nun keineswegs die Anwendung der radioaktiven Substanzen in den beiden Elementreihen. Der Bestrahlungsbehandlung steht in gewissem Sinne die Emanationstherapie, die jedoch in ihrem Grunde ebenfalls Strahlentherapie ist, gegenüber. Mit Radium oder Mesothorium können wir immer nur lokale Wirkungen hervorbringen. Wir vermöchten an sich ja sehr wohl auch diese Substanzen dem Körper einzuverleiben und sie auf dem Blutwege allen Organen zuzuführen, indessen verbietet eine solche Anwendung gewöhnlich der enorm hohe Preis dieser Präparate, wenn man sie nicht gerade in homöopathischer Dosis verabreichen will. Billig und in zureichender Menge leichter herzustellen sind die Emanationen, d. h. die gasartigen Zerfallsprodukte, die sich als je ein Glied in der Radium- und Thoriumreihe vorfinden.

Das Radium selbst bildet, wie Sie aus den Tabellen ersehen, als erstes Umwandlungsprodukt die Radiumemanation. Diese zerfällt dann unter Abgabe eines Heliumatoms, d. h. also eines α-Strahls, in Radium A. Dieses geht in die folgenden Zerfallsprodukte Radium B, C, D usf. über. Bei der Thoriumreihe entwickelt sich aus dem Mesothorium zunächst das Radiothorium. Unter Verlust eines α-Strahls verwandelt sich dieses in das Thorium X, das ebenfalls unter Abgabe von α-Teilchen in die Thoriumemanation übergeht. Diese wieder verwandelt sich durch Verlust eines α-Strahls in das Thorium A, dann folgen die anderen Produkte, Thorium B, C und D.

Für die praktische Anwendung der Emanationen ist nun die Kenntnis ihrer Lebensdauer von Wichtigkeit. Wir drücken diese in der Zeit aus, in der die betreffende Substanz sich auf den halben Wert ihrer ursprünglichen Strahlenaktivität zersetzt hat. Diese Zeit beträgt für die Radiumemanation 3,8 Tage, für die Thoriumemanation dagegen nur 53 Sekunden. Bei dieser enormen Kurzlebigkeit der Thoriumemanation ist deren medizinische Verwendung nicht zweckmässig. Denn noch ehe die Thoriumemanation den Körperzellen durch das Blut zugeführt werden kann, ist sie schon zum grössten Teile zerfallen. Aus diesem Grunde habe ich seinerzeit, als die Industrie ihr Interesse den Thoriumpräparaten zuzuwenden begann, vorgeschlagen, das längerlebige, nicht gasartige Thorium X mit seiner Halbwertsperiode von 3,7 Tagen, also einer Lebensdauer, die ungefähr derjenigen der Radiumemanation entspricht, zur Medikation zu verwenden. Ich habe alsdann in meinem Laboratorium die Resorptions- und Ausscheidungsverhältnisse des Thorium X, seine Dosierung usw. studieren lassen und fand in ihm ein Mittel, das in einer geradezu idealen Weise den gesamten Körper so lange unter Emanationswirkung setzt, als es in dem Blut zirkuliert oder von den Körpergeweben, nach den Beobachtungen von Plesch, besonders vom Skelett, dem Knochenmark und noch einigen anderen Organen retiniert wird.

Die Radiumemanation dagegen vermögen wir als Gas direkt einatmen oder in Wasser gelöst trinken zu lassen.

Auch sie wird vom Verdauungskanal resorbiert, und es kann so der ganze Körper schliesslich unter Emanationswirkung gesetzt werden. Nur entschwindet bei jeder Passage durch die Lungenkapillaren ein Bruchteil der Blutemanation in die Alveolarluft und geht so verloren.

Das gleiche Schicksal hat selbstredend auch die jeweils vorhandene Thoriumemanation. Aber der Verlust spielt hier keine Rolle, denn das Thorium X bleibt ja im Blute und produziert fortwährend neue Emanation, sodass die durch die Lungen ausgeatmete Emanation sofort wieder hundertfachen Ersatz findet.

Wenn die im Körper befindliche Emanation zerfällt, so bleiben zunächst auch ihre Zerfallsprodukte, das Radium bzw. Thorium A, B, C usw. im Organismus. Diese werden erst in der Folgezeit nach und nach ausgeschieden. Man bezeichnet die Gesamtsumme dieser Zerfallsprodukte der Emanationen als aktiven Niederschlag. Wir hörten früher, dass wir bei der Bestrahlung mit Radium oder Mesothorium uns vornehmlich der β- und γ-Strahlen bedienen. Bei der Emanationstherapie aber lassen wir zunächst ausschliesslich α-Strahlen wirken, da die Emanation nur α-Strahlen abgibt. Erst der aktive Niederschlag erzeugt neben α-Strahlen auch β- und γ-Strahlen. Es ist demnach die Strahlenbehandlung mit Radium und Mesothorium β- und γ-Strahlentherapie, die Emanationsbehandlung dagegen zuvörderst und im wesentlichen α-Strahlentherapie.

Während nun im ersteren Fall neben der β- und γ-Strahlenwirkung von einer spezifischen Elementwirkung nicht die Rede sein kann, insofern ja das Radium und Mesothorium nur den Geweben aufgelegt und nicht in den Blutkreislauf eingeführt werden, gelangen bei der Emanationstherapie und besonders auch der Thorium X-Behandlung, und dann in den selteneren Fällen, in denen gelöste Radium- oder Thoriumsalze dem Körper einverleibt werden, neben den Strahlen auch die Elemente selbst in die Körpersäfte und in die Zellen. Es ist also hier auch eine **direkte Elementwirkung** möglich, etwa so, wie wir sie vom Quecksilber, Eisen oder Blei her kennen. Was an der definitiven Wirkung bei der Emanations- bzw. Thorium X-Therapie auf Rechnung der Elementwirkung und was auf Konto der Strahlung gesetzt werden muss, bleibt dahingestellt, wenn es auch nicht zweifelhaft sein kann, dass der letzteren der Hauptanteil zukommt.

Wenn wir uns nun die vielfältigen therapeutischen Effekte, die der radioaktiven Materie zugeschrieben werden, verständlich machen wollen, so müssen wir Umschau halten, was an biologischen Wirkungen bislang das Experimentalstudium zutage gefördert hat. Wir werden dann wenigstens Anhaltspunkte gewinnen, von denen aus wir einer Erklärung für manches überraschende Resultat der Therapie nachgehen können.

Die biologischen Wirkungen der radioaktiven Elemente müssen sich im letzten Betracht auf chemische oder physikalisch-chemische Veränderungen gründen, die durch jene Elemente erzeugt werden. Darum rechtfertigt es sich, wenn ich Sie bitte, mir zunächst in diese Gebiete zu folgen und mit mir nachzusehen, was man über derartige Wirkungen oder Vorgänge in Erfahrung gebracht hat.

Neuberg hat unlängst in dem Lazarus'schen Handbuche das alles übersichtlich zusammengestellt. An erster Stelle gedenkt er der Veränderungen von Silbersalzen und damit der Veränderungen auf der photographischen Platte durch α-, β- und γ-Strahlen; hat doch diese Erscheinung überhaupt zur Entdeckung der radioaktiven Elemente geführt! Von allgemeinerem Interesse sind ferner die Farbenveränderungen, die Edelsteine und andere Mineralien, wie auch Gläser durch die Strahlen erfahren, ohne dass man allerdings heute schon genau angeben könnte, auf welchem feineren Vorgang dieser Farbenwechsel beruht. Die α-Strahlen, wie überhaupt Radiumsalze, zerlegen Wasser in seine Elemente, die β-Strahlung dagegen lässt aus dem Wasser Wasserstoff frei werden und bildet gleichzeitig Wasserstoffsuperoxyd. Umgekehrt können aber auch Radiumsalze aus einem Wasserstoff- und Sauerstoffgemisch Wasser bilden. Zerlegt werden neben anderen Verbindungen in ihre Elemente durch Radiumsalze Ammoniak, Salzsäure und Kohlensäure. Der Sauerstoff der Luft wird ozonisiert, speziell vollbringt das die Emanation und die α-Strahlung.

Als Beispiele der Beeinflussung organischer Substanzen durch Radiumstrahlen nenne ich die Zerlegung des Jodoforms, ferner die chemisch bisher ungeklärte Erscheinung des Brüchigwerdens und der Verfärbung von Holz, Papier, Seide, Kampfer, Pflanzenblättern usw. durch eben diese Energien. Ein besonderes medizinisches Interesse beansprucht die früher und auch neuerdings von Gudzent aufgestellte Behauptung der Zersetzung des Mononatriumurats durch Radiumemanation, ein Vorgang, der jedoch nach anderen Autoren teils auf bakterieller Einwirkung, teils auf dem Einfluss des gleichzeitig entstehenden Wasserstoffsuperoxyds beruhen soll. Auch die von Schwarz herrührende Angabe, dass das Lecithin eine besondere Radiumempfindlichkeit besitze, konnte von zahlreichen anderen Autoren nicht bestätigt werden. Ueberhaupt ist es im allgemeinen auffallend, wie wenig organische Verbindungen einer Zerlegung durch Radiumstrahlen zugänglich sind, wenn man an die entsprechenden, oft recht beträchtlichen Einflüsse des ultravioletten Lichtes oder der Sonnenstrahlen denkt.

Zu allen diesen chemischen Wirkungen, die, wie wir sahen, nur zum Teil direkter Natur sind, gesellen sich dann die physikalischchemischen Veränderungen, die von radioaktiven Substanzen hervorgerufen werden. Dahin gehört vor allem die Absorption der verschiedenen Strahlenarten überhaupt, dahin die Beobachtung, dass radioaktive Stoffe selbst aus recht verdünnten Lösungen durch Kolloide selektiv absorbiert werden. Dahin gehört weiter die Ionisation von Gasen und Flüssigkeiten durch die Strahlen, die elektrischen Ladungen und Entladungen der radioaktiven Elemente, dahin ihre Wärmeentwicklung, ihre Fähigkeit, in anderen Stoffen molekulare Umlagerungen zu erzeugen, wie z. B. Diamant in Graphit, weissen Phosphor in roten u. dgl. mehr zu verwandeln, dahin gehören endlich die Leuchterscheinungen, die durch Radium und Mesothorium hervorgerufen werden: das Leuchten auf dem Bariumplatincyanürschirm, die Scintillationen auf Schwefelzink, das Leuchten bestrahlter Edelsteine usw.

Fassen wir alle Erscheinungen, über die ich hier kurz berichtete, zusammen, so können wir sagen, dass auch durch die Zufuhr der stärksten therapeutisch in Frage kommenden Mengen radioaktiver Substanz direkte chemische Wirkungen im Körper, wie etwa eine Zerlegung anorganischen oder ein Abbau organischen Materials, nicht in Frage kommen. Denn wir lernen aus den Reagenzglasversuchen, dass diese Wirkungen auch bei Anwendung stärkster radioaktiver Präparate sich immer in den allerbescheidensten Grenzen bewegen. Wohl aber dürfen wir daran denken, dass radioaktive Stoffe und ihre Strahlung an sich im Körper vorhandene Reaktionen nach Art der Katalysatoren verstärken und beschleunigen, dass sie elektrische Potentialverschiebungen bedingen und dass sie endlich, wie wir nun hören werden, durch das Mittel der Bestimmung fermentativer Prozesse indirekt auch eine Beeinflussung des Stoffumsatzes im Körper ausüben können.

Ich komme damit zu dem Einfluss der Strahlen auf speziell biologische Prozesse und nenne an erster Stelle ihre Wirkung auf fermentative Vorgänge. Ich glaube nachdem, was ich oben über die Wirkungen der Strahlen auf organische Verbindungen sagte, dass ihre Beeinflussung der Fermentreaktionen nicht allein, wie Falta meint, durch eine Zustandsänderung der Substrate, auf die die Fermente wirken, erklärt wird, sondern dass die Fermente auch selbst aktiviert oder gehemmt werden können. Jedenfalls hängt der endliche Effekt einer Strahlenwirkung auf fermentative Prozesse ab von der Art der Strahlen, ihrer Intensität und endlich der Dauer der Einwirkung. Bald sieht man Hemmung, bald Förderung der enzymatischen Umsetzungen, bald endlich können beide Vorgänge mehr minder parallel gehen und führen dann oft nur zu sehr geringen, oder auch, wenn sie sich ganz aufheben, zu gar keinen Ausschlägen im Vergleich zu der Norm.

Aus alledem ergibt sich, dass oft nur die feinsten Methoden der quantitativen Fixierung fermentativer Prozesse uns überhaupt es ermöglichen, derartige Einflüsse festzustellen.

Nicht jedes Ferment indessen scheint einer Beeinflussung durch die Strahlenwirkung zugänglich zu sein. Eine gewisse elektive Wirkung ist zweifellos nachweisbar. Unter den Strahlen selbst haben vor allem die α-Strahlen und mit ihnen die Emanationen einen grösseren Einfluss als die β- und besonders die γ-Strahlen. So ist z. B. das autolytische Ferment ausschliesslich durch Emanationen aktivierbar, dagegen nicht durch die β- und γ-Strahlung. Das gilt, wenn auch nicht mit ganz derselben Schärfe, ebenfalls für die Verdauungsfermente.

Ich will mich nicht mit Einzelheiten hier länger aufhalten, so verlockend es auch gerade für mich sein könnte, insofern fast das ganze hierher gehörige Tatsachenmaterial in meinem Laboratorium zutage gefördert wurde. Ich will nur resümieren: Durch die Emanationen und durch die α-Strahlen können einzelne fermentative Vorgänge verstärkt und abgeschwächt werden, die β- und γ-Strahlen verhalten sich in dieser Beziehung wesentlich indifferenter. Nicht alle fermentativen Vorgänge sind beeinflussbar, sondern die Wirkung ist eine elektive. Die Art der Wirkung hängt ferner mit ab von der Grösse der Strahlendosis und der Dauer ihrer Einwirkung.

Komplizierter als die bisher behandelten Wirkungen sind in der Erklärung Erscheinungen, die sich teils auf Hemmungen, teils auf Förderungen des Wachstums von Zellen beziehen.

Ich nenne hier an erster Stelle die hochinteressanten Beobachtungen Hertwig's über die Schädigung der Kernsubstanzen der beiden Geschlechtszellen durch Radiumbestrahlung. Speziell ist durch diese Versuche auch zum ersten Male der Beweis erbracht, dass Schädigungen, die die eine Geschlechtszelle vor der Befruchtung betroffen haben, sich später bei der Entwicklung des Fötus durch das Auftreten von Missbildungen, Lebensverkürzung oder auch umgekehrt durch eine relative Verlängerung des Lebens geltend machen. Die verschiedenen Teile ein und derselben Geschlechtszelle erweisen sich nach diesen Beobachtungen als sehr empfindlich gegenüber den Strahlen, und es werden speziell die Anschauungen widerlegt, nach denen eine Lezithinzersetzung die Ursache für derartige Störungen sein soll. Denn die Bestrahlung des lezithinreichen Dotters der weiblichen Eizelle liefert nicht mehr Entwicklungsanomalien, als die Bestrahlung des fast lezithinfreien männlichen Samenfadens.

In hohem Grade üben die radioaktiven Elemente weiterhin je nach der Dosierung fördernde oder hemmende Wirkungen auf keimende Pflanzensamen oder überhaupt auf das Wachstum von Pflanzen aus.

Hierher gehört fernerhin der teils destruierende, teils wachstumsfördernde Einfluss dieser Substanzen auf die Zellen des Blutes und ihre Bildner, wie überhaupt der Einfluss auf die verschiedenen Gewebe des Körpers.

Unter der Wirkung der Strahlen und der Emanationen verschwinden die weissen Blutkörperchen. Dieser Leukopenie des Blutes geht aber bei einer nach bestimmten Regeln vorgenommenen Dosierung eine initiale Leukozytose voraus, die besonders bei kleinen Dosen die ausschliessliche Erscheinung sein kann. Machen sich deletäre Einflüsse geltend, dann betreffen sie sowohl die Leukozyten wie die Lymphozyten.

Gleiches gilt für die roten Blutkörperchen. Zwar verhalten sie sich gegen grosse Dosen resistenter und haben auch hierbei noch oft die Neigung zur Neubildung, aber das ist nicht immer der Fall; kleinere Dosen regen jedenfalls die Erythrozytenproduktion an und steigern die Zahl der roten Blutkörperchen und in geringerem Umfange auch den Hämoglobingehalt des Blutes. Unter Umständen kann so eine echte Hyperglobulie erzeugt werden. Hand in Hand mit dieser letzteren Wirkung geht die Möglichkeit, gelbes Knochenmark in rotes durch die Strahlen- und Emanationswirkung umzuwandeln.

In gewissem Sinne gehören hierhin auch die Beobachtungen über den Einfluss der Strahlen und der Emanationen auf das Wachstum von Bakterien. Haben sie auch bislang praktische Bedeutung kaum gewinnen können, so sind sie doch von wissenschaftlichem Interesse, und es verdient darauf hingewiesen zu werden, dass auch hier bei dem Einfluss der Strahlen auf die Bakterien elektive Wirkungen nachweisbar sind.

Nicht nur einzelne Zellen, sondern auch feste Zellverbände lassen charakteristische Veränderungen bei der Bestrahlung erkennen. Ich hatte an anderer Stelle schon Gelegenheit gehabt, der Strahlenwirkung auf die Gewebe zu gedenken und stellte da fest, dass der Effekt wesentlich von der Dosierung abhängt, dass schwache Bestrahlung progressive, stärkere Bestrahlung aber regressive Zellveränderungen bewirkt. Lassen Sie uns diesen Erscheinungen noch etwas weiter nachgehen und uns eine genaue Uebersicht über die anatomischen Bilder gewinnen, die in verschiedenen Geweben durch die Strahlenwirkung erzeugt werden.

Als Frühsymptom häufig passagerer Natur nenne ich die Hyperämie. Sie kann von Blutungen gefolgt sein; die anderweitigen histologischen Veränderungen schliessen sich dann an. Nur ausnahmsweise bleiben Gefässveränderungen ganz fort. Ich wies bereits mehrfach darauf hin, dass progressive und regressive Zellveränderungen Folgen der Strahlenwirkung sind; dazu gesellen sich dann noch teils primär, teils sekundär ausgelöst, exsudativ entzündliche Vorgänge. Die regressiven Prozesse können schliesslich zu Geschwürsbildungen führen. Das Geschwür heilt nur langsam, meist, sofern es die Haut oder die Schleimhäute betrifft, mit einer bindegewebigen Narbe. Auch die ersten, durch eine Bestrahlung hervorgerufenen Veränderungen stellen sich fast nie im unmittelbaren Anschluss an die Bestrahlung ein, sondern treten erst nach einer gewissen Latenzperiode auf.

Von besonderem Interesse ist nun ein Vergleich der Empfindlichkeit verschiedener Gewebsarten gegenüber der Strahlenwirkung. Ich folge hier den Ausführungen Kaiserling's. Das empfindlichste Gewebe ist wohl das lymphatische, bei dem die Lymphozyten schnell absterben. Dann folgt das Epithel, und zwar beobachtet man bei Organen mit verschiedenen Epithelarten, dass das eine Epithel resistenter ist als das andere. So sind die Leberzellen empfindlicher, als die Gallenepithelien, die Drüsenepithelien der Mamma gehen früher unter als die Milchgänge, im Hoden sind die Spermatozoen, in den Ovarien die Graaf'schen Follikel besonders empfindlich; während das Hautepithel sich sehr sensibel zeigt, erweist sich das Schleimhautepithel der Mundhöhle sowie des übrigen Verdauungstraktus, erweisen sich ferner die Speicheldrüsen, das Pankreas weit resistenter. Ziemlich empfindlich ist ferner die Hornhaut und Konjunktiva des Auges. Bindegewebe und Muskulatur sind dagegen äusserst widerstandsfähig, ebenso das Nervensystem. Gleiches gilt für Knorpel und Knochen. Auf schwache Bestrahlung reagiert das Knorpelgewebe mit produktiver Entzündung, eine Erscheinung, die im Hinblick auf die Strahlenbehandlung der Gelenkkrankheiten eine besondere Hervorhebung verdient.

Der Strahlenwirkung auf die Gefässe sei auch hier noch einmal ausdrücklich gedacht. Teils führt die Bestrahlung bei mittleren Dosen zu einer Obliteration der Gefässe — ein bei der Strahlentherapie der Angiome erwünschter Effekt —, mitunter aber auch zu einer Gefässneubildung. Letztere kann als unerwünschte Nachwirkung einer Bestrahlung gelegentlich von praktischer Bedeutung sein. Erwähnt zu werden verdient endlich auch das Auftreten einer dauernden Alopecie bei stärkerer Bestrahlung.

Wollen wir nunmehr die Strahlenwirkung auf **pathologisches Gewebe** betrachten, so ist es zweckmässig, von der Beobachtung Werner's auszugehen, nach der durch bestimmte Eingriffe, wie z. B. durch wiederholte Kälteapplikationen zu Wucherungen angeregte Hautepithelien viel empfindlicher gegenüber den Strahlen sind als das nicht vorbehandelte Gewebe. Diese gesteigerte Empfindlichkeit oder diese „Sensibilisierung" des Gewebes findet ihren Ausdruck in einem besonders rasch und umfangreich auftretenden Geschwür. Aus diesen und zahlreichen Beobachtungen ergibt sich ein allgemeines Gesetz, das nach seiner Formulierung durch Kaiserling besagt, dass Zellen im Zustande des Wachstums um so empfindlicher gegen die Bestrahlung sind, je rapider und atypischer das Wachstum vor sich geht. Das aber trifft in erster Linie auf rasch wachsende Sarkome, dann auf Carcinome und endlich auch auf andere Neubildungen zu. Besonders eingehend ist diese Strahlenwirkung auf pathologisches Gewebe durch Wickham und Degrais studiert. Nach einer ganz ausserordentlich kurzen Latenzperiode erzeugen die Bestrahlungen in der Sarkomzelle eine erhöhte nutritive und proliferierende Tätigkeit, die sich in einer kolossalen Hypertrophie äussert. Aber während dieses enorm gesteigerten Wachstums tritt plötzlich der Tod ein, und dann fällt die Tumorzelle der Phagocytose anheim; sie wird glatt resorbiert.

Der gleiche Vorgang wiederholt sich bei der Carcinomzelle. Nur eine quantitative Differenz besteht: die prädegenerative Hypertrophie des Sarkomelements bereitet viel weitergehend den Zerfall vor, als diejenige der Carcinomzelle.

Mitunter geht besonders bei der Sarkombestrahlung mit dem Zerfall der zelligen Elemente eine starke Bindegewebswucherung einher. Dann verwandelt sich unter der Bestrahlung ein weiches zellreiches Sarkom zunächst in ein Fibrosarkom, und dieses geht schliesslich in ein gutartiges Fibrom und schliesslich Sklerosengewebe über.

Die Strahlenwirkung auf Blutgeschwülste erwähnte ich oben schon; Milch- und Lymphdrüsenschwellungen gehen oft durch Bestrahlung zurück, wohl immer durch eine Degeneration und Resorption des Parenchyms. Bei Lymphdrüsen bleibt dann nur das Gerüst übrig, und auf dem Schnitt sieht eine solche Drüse aus, als ob sie ausgepinselt worden sei. Bei beiden Organen kann eine Bindegewebshypertrophie mit dem Parenchymverlust Hand in Hand gehen.

Anregung der Bindegewebswucherung und Narbenbildung ist wohl auch die hauptsächlichste Wirkung der Bestrahlung und der Weg zur Heilung durch dieselbe beim Lupus. Daneben kann natürlich eine mehr oder minder intensive Nekrotisierung der Lupusknötchen je nach der Intensität der Strahlung direkt erzeugt werden. —

Meine Herren! Sie ersehen aus meinen Darlegungen, wie gewaltig die Umwälzungen sind, die die Strahlung im Zellleben, im normalen und pathologischen Gewebe erzeugt. Sie ist eine mächtige Energiequelle, die sich der Zelle mitteilt; man könnte ihre Wirkung vielfach mit einem Aufpeitschen der Zelle vergleichen, das zu vorübergehender Leistungserhöhung führt; dabei aber wird die Zelle plötzlich vom Tode überrascht.

Alle anatomischen Gewebsbilder, von denen oben die Rede war, sind jedoch nur der morphologische Ausdruck für voraufgegangene Funktionsänderungen, Steigerung oder Herabsetzung der Funktion in der oder jener Richtung; die Strahlen sind Reize, die sich bald in nutritiver, bald in funktioneller, bald endlich in formativer Richtung geltend machen können.

Wir werden nun weiter sehen, dass nicht immer eine Aenderung des morphologischen Substrats der Gewebe als Ausdruck der Strahlenwirkung notwendig ist, sondern dass die Strahlung unter Umständen auch lediglich eine Funktionsänderung erzeugt, ohne gleichzeitige Aenderung des anatomischen Korrelats. Haben wir auch schon einige solcher Wirkungen bei der Besprechung des Einflusses der Strahlen auf Fermentreaktionen kennen gelernt, so wird uns doch erst das Folgende belehren, an wie zahlreichen Punkten und in wie mannigfacher Richtung diese Energien in den Ablauf der Körperfunktionen eingreifen können. Die Vielseitigkeit der Strahlenwirkung wird uns dabei erst recht zum Bewusstsein kommen.

Ich nenne hier zuvörderst den vorübergehenden hypästhesierenden Einfluss der Strahlen und der Emanationen auf den peripherischen sensiblen Nerven ohne gleichzeitige anatomische Störung des Nervenbildes.

Ich nenne ferner die Wirkungen der Emanation und des Thorium X auf den Zirkulationsapparat: Die häufig sich einstellende Bradykardie mit einer Vergrösserung der Diastole als Folge einer direkten Wirkung auf das Herz, die gewöhnliche Erniedrigung des diastolischen Blutdrucks und die häufige Erniedrigung des systolischen, die Zunahme des Hirnvolumens und eine Abnahme des Lungenvolumens. Dass mit den Veränderungen im Herzschlag sich auch Veränderungen in der elektrokardiographischen Kurve verbinden, ist verständlich.

Im allgemeinen kann man sagen, dass durch die Emanationen und das Thorium X die Herzarbeit verringert wird. Bemerkenswert ist ferner, dass gerade auch der pathologisch erhöhte Blutdruck durch die Emanationen, besonders aber durch das Thorium X, in der Mehrzahl der Fälle, und zwar auf längere Zeit hinaus, vermindert werden kann.

Auf den Sauerstoffgehalt des arteriellen und venösen Blutes scheint die Emanation ohne Einfluss zu sein. Die Atmungsorgane zeigen nur geringe Veränderungen in der Funktion. Beim Gesunden soll ein Volumen pulmonum auctum zustandekommen, in einem Falle von kardialer Dyspnoe wurde nach einer Thorium X - Injektion von Plesch eine Vertiefung und Beschleunigung der Atemzüge wahrgenommen.

Was die Wirkungen der Emanation auf den Stoffwechsel anlangt, so ist darüber folgendes zu sagen: Die Wirkungen sind hier individuell verschieden in dem Sinne, dass einzelne Individuen mit einer Steigerung des Gaswechsels antworten, andere dieses nicht erkennen lassen. Das Gleiche gilt für den Purinstoffwechsel.

Alles dies gibt Ihnen schon ein Bild über die Pharmakologie der radioaktiven Elemente. Aber es würde nicht vollständig sein, wenn wir nicht auch der Verteilung der dem Körper direkt zugeführten radioaktiven Substanzen im Blut und in den Geweben gedenken wollten. Gerade bei der Therapie interner Erkrankungen verwenden wir ja diese Applikationsweise fast ausschliesslich und verleiben das Radium- und Mesothoriumsalz oder das Thorium X oder endlich auch die Emanationen dem Körper ein.

Welchen Weg wir auch wählen mögen, ob wir das aktive Material subkutan, intravenös oder intraarteriell injizieren, ob wir es per os geben, oder ob wir endlich die Emanationen als Gase inhalieren lassen, immer gelangen diese Stoffe zunächst ins Blut und werden durch dieses den einzelnen Organen zugeführt. So interessiert uns zunächst auch das Verhalten dieser Stoffe im Blute selbst.

An sich können dem Blute beliebige Mengen der nicht gasförmigen radioaktiven Elemente, also von Radium- und Mesothoriumsalz oder Radiothorium oder Thorium X durch die Injektion unter die Haut[1]) oder in das Gefässsystem oder durch die Darreichung per os zugeführt werden. Diese Stoffe werden leicht resorbiert und verhalten sich dann im Blut wie ein anderes Arzneimittel, ein Metallsalz oder ein Jod- oder Salizylpräparat. Das Blut bringt sie zu den Geweben, diese nehmen sie zum Teil auf und halten sie zurück, zum anderen Teil werden sie aber durch die Nieren und den Harn oder die Darmwand und die Fäzes wieder ausgeschieden. In letzterem Falle ist eine Rückresorption, also eine Art intermediärer Kreislauf dieser Substanzen, möglich. Jedenfalls sinkt die Radioaktivität des Blutes rasch und verschwindet fast völlig zu einer Zeit schon, in der sie in den Organen noch stark vorhanden sein kann.

Eine besondere Affinität hat das Skelett, vornehmlich das Knochenmark, zu den radioaktiven Elementen, dann der Darm; dann kommen die grossen drüsigen Organe, wie Leber, Nieren, dann erst Hoden, Gehirn, Rückenmark und die anderen Organe.

So stellen sich etwa die Verhältnisse dar, wenn die Zufuhr der radioaktiven Substanzen per os oder durch subkutane oder intravenöse Applikation erfolgt. Bei der intraarteriellen Zufuhr finden wir aber, dass in demjenigen Organ ein grosser Teil der aktiven Substanz zurückgehalten wird, in dessen Arteriensystem die Injektion hinein erfolgt. Man hat es also in der Hand, durch die Art der Injektion ein Organ mit aktivem Material hochwertig zu beladen, auch wenn die Affinität dieses Organs zu der Substanz an sich nicht besonders gross ist.

Etwas komplizierter gestalten sich die Verhältnisse, wenn wir nicht die oben genannten festen und in Wasser löslichen radioaktiven Körper, sondern die gasartigen Emanationen dem Organismus einverleiben wollen.

Geben wir die Muttersubstanzen der Emanationen, also das Radium selbst oder das Thorium X in einer der soeben besprochenen Weisen, dann liegt die Sache einfacher. Solange diese Muttersubstanzen im Körper anwesend sind, solange ist auch Emanation da, und es ist gleichgültig, ob bei der Lungenpassage etwas Emanation ausgeatmet wird und so verloren geht. Wollen wir

---

[1]) Subkutane Injektionen empfehlen sich wegen der Gefahr der Nekrotisierung weniger als die Injektionen in die Gefässbahn.

aber die Emanation direkt als solche dem Organismus zuführen, verzichten wir also auf die Darreichung ihrer löslichen Ursprungselemente mit festem Aggregatzustande, dann müssen wir mit folgenden Besonderheiten rechnen. Wir können einmal die Emanation in Wasser gelöst trinken lassen; wir können sie subkutan oder ins Gefässsystem injizieren, wir können sie durch die Haut mit Hilfe von Bädern und Kompressen aufnehmen lassen, sie kann aber endlich auch eingeatmet werden. In jedem Fall wird das gesamte Blut, je nach der Stärke der Emanationszufuhr, mit der Emanation überschwemmt; eine besondere Affinität des Blutes, speziell zur Radiumemanation, besteht zwar nach den Beobachtungen von Plesch nicht, aber die vom Blute absorbierte Menge ist ceteris paribus um so grösser, je höher die Tension der Emanation in der Einatmungsluft sich gestaltet. Ausschlaggebend erscheint danach für die respiratorische Aufnahme der Emanation der Emanationsgehalt des inspiratorischen Luftstroms, bezw. der Alveolarluft. Das von der Lunge abfliessende Blut muss dann seine Emanation an die Körpergewebe abgeben, belädt sich später von neuem mit Emanation in der Lunge, und dieser Prozess wird solange sich abspielen, bis ein Gleichgewichtszustand zwischen der in sämtlichen Körperflüssigkeiten absorbierten Emanation und der Emanation in der Alveolarluft erzielt ist, es sei denn, dass obendrein bestimmte Körpergewebe noch eine ganz besondere Affinität zur Emanation aufweisen. Die Emanation zerfällt späterhin im Körper, soweit sie beim Sistieren der Emanationseinatmung nicht wieder ausgeatmet und soweit sie nicht durch Darm und Nieren ausgeschieden wird. Die Zerfallsprodukte der Emanation können dann ihrerseits so lange Wirkungen im Organismus entfalten, als sie nicht eliminiert werden. Indessen ist ihre Ausscheidung sicherlich nach einer Reihe von Tagen oder wenigen Wochen vollendet.

Führt man die Emanation nicht durch Einatmung, sondern auf einem der anderen Wege zu, so verhält sich ihre Verteilung und ihr weiteres Schicksal im Körper zwar in derselben Weise wie bei der Einatmung, nur geht ein grösserer Teil der Emanation bei der Lungenpassage des Blutes deshalb verloren, weil ja die Einatmungsluft emanationsfrei ist, und weil die in die Alveolarluft übertretende Emanation fortwährend durch den exspiratorischen Luftstrom entfernt wird.

Die Inhalation der Radiumemanation bedeutet also die sparsamste Ausnutzung der Emanation; sie hat aber vor den anderen Methoden der Emanationszufuhr keinen prinzipiellen Vorsprung. Die letzteren Methoden erheischen nur grössere Emanationsmengen, sind aber in der praktischen Durchführung dafür bequemer als eine Inhalationsbehandlung, die den Patienten stundenlang an einen Inhalierraum oder an einen Einzelinhalationsapparat fesselt. Ich persönlich ziehe daher die Trinkkur unter Verwendung etwas grösserer Emanationsgaben vor.

Praktisch von höchster Bedeutung ist nun die Frage nach der Dosierung der radioaktiven Stoffe. Wir wollen da zunächst einmal die interne Therapie ins Auge fassen, die sich vornehmlich mit der Zufuhr des Thorium X, gelöster Radiumsalze und gelöster Radiumemanation per os oder bei der Inhalationstherapie mit der Einatmung in der Luft verteilter Radiumemanation befasst. Von den Injektionen, die gelegentlich in Frage kommen, wird später die Rede sein.

Welche dieser Methoden, sei es Trinkkur, sei es Inhalation, wir auch anwenden mögen, das wichtigste Erfordernis ist, dass wir die Möglichkeit haben, die Dosierung der radioaktiven Substanzen innerhalb weiter Grenzen zu variieren. Diese Möglichkeit wird in der Praxis oft durch zwei Dinge beschränkt: Entweder ist der Preis höherwertiger Radiumlösungen zu hoch, als dass man mit ihm längere Zeit fortgesetzte Kuren durchführen könnte, oder aber diejenigen Apparaturen, welche der Zimmerluft Emanation zuführen, sind nur mit derart schwachen Radiumpräparaten armiert, dass die Anreicherung einer bestimmten minimalen Luftmenge mit Emanation eine gewisse niedrige Grenze nicht überschreitet. Das gilt z. B. für die meisten der gegenwärtig in Gebrauch befindlichen Emanatorien.

Selbstverständlich sind die Forderungen, die ich oben aufstellte, an sich durchaus erfüllbar, auch dann erfüllbar, wenn man nicht über unbegrenzte Geldmittel verfügt.

Ich muss darauf verzichten, Ihnen im folgenden eine Uebersicht über alle Instrumentarien zu geben, die je für die interne Radiumtherapie empfohlen worden sind; das würde viel zu weit führen. Gestatten Sie mir darum, dass ich das persönliche Moment mehr hervorkehre und Ihnen mitteile, wie sich mir selbst in der Praxis die Ausübung der internen Radium- und Thoriumtherapie am zweckmässigsten bewährt hat.

Wir haben wiederholt schon gehört, dass die radioaktiven Stoffe in kleinen Dosen reizende, in grossen dagegen zerstörende Wirkungen ausüben. Dieses Gesetz beherrscht denn auch geradezu ihre Anwendung in der interen Medizin.. Die Krankheiten, bei denen die Reizdosen anzuwenden sind, dürften ungefähr folgende sein: der akute Gelenkrheumatismus ohne schwerere Herzaffektionen, der sekundär chronische Gelenkrheumatismus, bei dem sich nur die gonorrhoischen, tuberkulösen und luetischen Formen gewöhnlich refraktär erweisen, ferner der primär-chronische Gelenkrheumatismus mit der Artritis deformans, die Bechterew'sche Krankheit, der Muskelrheumatismus, die Neuralgien einschliesslich der diabetischen Neuritis, wie die Gicht, die Anämien und endlich vielleicht auch noch gewisse Formen von Impotenz und Erkrankungen der weiblichen Sexualorgane.

Die grossen deletären Dosen der radioaktiven Stoffe werden angewandt bei der Leukämie und ferner bei der internen Behandlung von Geschwülsten, wie multiplen Lymphomen, multiplen Sarkom- und Carcinommetastasen usw.

Unter der Reizdosis verstehe ich bei der Trinkkur Dosen bis zu 100 000 Macheeinheiten pro die; bei der Emanatorienbehandlung kommen hier Dosen in Frage, die von His auf 4, von v. Noorden und Falta auf ca. 25 bis 1200 Macheeinheiten pro Liter Luft normiert werden. Da man aber nur ausnahmsweise über ein Emanatorium mit einer derartigen Steigerungsfähigkeit des Emanationsgehalts der Luft verfügen wird, ist es erforderlich, die Emanatorienbehandlung durch die Trinkkur mit entsprechend hoch aktiviertem Wasser zu unterstützen und eine kombinierte Trink- und Inhalationsbehandlung durchzuführen. Wenn man indessen heute in die Lage kommt, ein Emanatorium sich einzurichten, so soll man doch darauf halten, dass man die Luftaktivität von etwa 4 Macheeinheiten bis 500 Macheeinheiten pro Liter Luft je nach Bedarf variieren kann.

Zur Trinkkur, die wohl für die allgemeine Praxis am meisten in Frage kommt, verwende man entweder die Lösungen von Radiumsalz, die im Handel erhältlich sind, oder man verschaffe sich einen sogenannten Aktivator für Radiumemanation, der im Prinzip darauf beruht, dass die von einer gewissen Menge Radiumsalz in 24 Stunden abgegebene Emanation in Wasser aufgefangen wird. Das Wasser absorbiert die Emanation und kann dann getrunken werden. Ich halte diese Apparatur für die zweckmässigste und im Gebrauch auf die Dauer auch für die billigste. Der Patient erhält dann täglich sein Radiumwasser frisch geliefert. Ich selbst verfüge u. a. über einen derartigen Aktivator, der mir täglich in 1 ccm Wasser 1000 Macheeinheiten Radiumemanation liefert. Ein einziger derartiger Aktivator, der z. B. eine Tagesmenge von 100 bis 200 ccm Flüssigkeit mit diesem Gehalt abgibt, kann schon eine Anzahl von Patienten täglich versorgen, wenn man nicht gerade einen doch jener immerhin seltenen Eälle hat, bei denen man dem einzelnen Kranken 50 000 oder 100 000 Macheeinheiten pro Tag geben muss.

Zur Trinkkur kommt dann an zweiter Stelle in Frage eine Lösung von Thorium X. Diese Lösungen kann man ebenfalls sich selbst mit Hilfe eines Aktivators herstellen, der Radiothorium in unlöslicher Verbindung beherbergt und bei dem das Radiothorium mit Wasser überschüttet wird. Andernfalls bezieht man das Thorium X in der gewünschten Dosis täglich frisch von einer der Thoriumfabriken, wie z. B. der Auergesellschaft in Berlin.

Bei der Trinkkur lasse ich die Tagesdosis in drei Einzelportionen nach den drei Hauptmahlzeiten nehmen. Lazarus empfiehlt die Zufuhr noch häufigerer, kleinerer Dosen, also eine Art Nippkur.

Zur Injektion bediene ich mich nur ausnahmsweise der Radiumemanation oder der Radiumsalzlösung. In der Regel wende ich hier Thorium X-Lösungen an, die zur Injektion fertig sterilisiert in Ampullen von den genannten Fabriken geliefert werden.

Ich beginne gewöhnlich mit einer Trinkkur. Bei allen gichtischen und rheumatischen Erkrankungen, wie bei den Neuralgien, fange ich mit kleinen Dosen Radiumemanation oder Thorium X an. Die Tagesdosis ist zunächst 3—5000 Macheinheiten (oder 3—5 elektrostatische Einheiten, wobei eine elektrostatische Einheit ca. 1000 Macheinheiten entspricht). Bleibt bei dieser Dosierung der Erfolg, d. h. eine Reaktion, die sich entweder in Form einer Vermehrung der Schmerzen und Schwellungen, die dann in Besserung übergeht, oder aber in einer sofortigen Herabsetzung der Beschwerden äussert, innerhalb einer Woche aus, so gehe ich zu höheren Dosen über; ich steigere die Tagesdosis auf 10, 15, 20, 30, 50, ja bis auf 100 000 Macheinheiten. Wenn nach 3—4 Wochen dann überhaupt kein Effekt zu konstatieren ist, so kann man auch einen solchen kaum mehr von noch länger fortgesetzter Behandlung erwarten. Um es gleich vorweg zu nehmen: Etwa 60—70 pCt. der oben genannten Krankheitszustände reagieren, 30—40 pCt., vielleicht mit Ausnahme der Gicht, bei der die Zahlen etwas günstiger sind, reagieren nicht auf die Radiumtherapie. Mitunter wechsle ich mit der Substanz, beginne z. B. mit der Darreichung von Thorium X und fahre dann mit höheren Dosen von Radiumemanationen fort. Ueberhaupt habe ich gelegentlich gesehen, dass Radiumemanation in grossen Dosen noch wirkungsvoll ist, wenn das Thorium X zu versagen scheint. Indessen kann man auch das Umgekehrte erleben.

Die Trinkkur mag dann unterstützt werden durch von Zeit zu Zeit vorgenommene Injektionen entweder in die erkrankten Körpergewebe selbst oder in die Blutbahn. Wir erzielen dadurch eine zwar nur vorübergehende, aber doch momentan intensive Wirkung.

Zu alledem gesellt sich die Inhalation der Emanation. Nur bei einer verhältnismässig kleinen Zahl von Kranken bin ich mit der in der genannten Weise abgestuften Trinkkur und den Injektionen nicht ausgekommen und habe die Inhalation zu Hilfe genommen, die ja besonders in His einen warmen Befürworter gefunden hat. v. Noorden empfiehlt für manche Fälle einen prolongierten Aufenthalt im Emanatorium. In der Regel aber genügen 2 Stunden Inhalation täglich. Die Inhalationsbehandlung kann dann in entsprechender Weise abgestuft werden wie die Trinkkur, indem man den Emanationsgehalt der Luft variiert.

Besonderer Vorsicht bei der Dosierung bedürfen die Fälle von akutem Gelenkrheumatismus, wie die Anämien, vornehmlich die perniziösen Formen derselben. Hier kann man nicht behutsam genug zu Werke gehen, vor allem bei den Anämien, bei denen das Knochenmark stark erschöpft ist. Dauernde Kontrolle des Blutbildes ist erforderlich, damit man die für den jeweiligen Fall geeignete Reizdosis finde.

Ich behandle die Anämien in der Regel mit Thorium X. Eine Behandlung mit Radiumsalz ist natürlich auch möglich; im Prinzip ist die Wirkung dieselbe. Ich beginne gelegentlich mit einer einmaligen intravenösen Injektion von 20 000 Macheinheiten und warte dann 3—5 Tage, um am Blutbild die Wirkung zu konstatieren. Dann lasse ich Thorium X trinken 30—40—50 000 Macheinheiten täglich. Oft fange ich aber auch gleich mit der Trinkkur an. Unter Umständen muss man das Medikament wieder einige Tage aussetzen oder in der Dosis zurückgehen. Grösste

Vorsicht ist notwendig. Denn eine Ueberreizung und damit eine weitere Schädigung des an sich schon erschöpften Knochenmarks ist nur zu leicht möglich. Wenn man von individualisierender Behandlung sprechen will, so muss man es hierbei tun. Eine allgemeine Regel lässt sich nicht aufstellen.

Bei der primären perniziösen Anämie tritt eine Besserung auf die Thoriummedikation nicht regelmässig ein. Aber da, wo sie sich zeigt, ist sie auch frappant. Zwar schützt nach den bisherigen Beobachtungen die Thorium X-Behandlung, auch wenn sie dauernd fortgesetzt wird, nicht unter allen Umständen vor dem Rezidiv. Aber ich habe doch Patienten, die zu den ersten von mir behandelten gehören und die bis heute gesund geblieben sind. Das Blutbild wird in den am besten reagierenden Fällen wieder völlig normal. Sehr geeignet für die Thorium X-Behandlung sind, wie ich besonders betonen möchte, auch die auf benigner Basis sich entwickelnden Fälle von sekundären Anämien und schweren Chlorosen mit Anämien. Hier sieht man fast ausnahmslos erfreuliche Resultate. Dagegen ist die Thorium X-Behandlung der sekundären Anämien auf karzinomatöser Basis fast zwecklos.

Die theurapeutischen Effekte bei den bisher mitgeteilten Krankheitszuständen werden erreicht mit Hilfe der kleinen sog. Reizdosen. Hier wollen wir entweder Zellen zur Neubildung anregen, oder wir wollen fermentative Vorgänge oder den Stoffwechsel beeinflussen oder endlich wir wollen reaktive Entzündungen erzeugen, die die Resorption von Exsudaten herbeiführen u. dgl. mehr. Wie ich aber schon sagte, bedeuten die radioaktiven Substanzen in ihren grossen Dosen zugleich auch eine gewaltige Waffe, mit der wir destruktive Prozesse im Körper entfachen können.

Hier kommt wohl nur die intravenöse oder ausnahmsweise einmal die intraarterielle Injektion von Radiumsalz oder Thorium X in Betracht. Wir fragen zunächst, wie hoch wir in der Dosierung gehen dürfen. Ich habe die toxischen Dosen genau experimentell studieren lassen. Es kommt nun bei der Thorium X- und Radiuminjektion nicht allein darauf an, dass die einmalige Dosis richtig gewählt wird, sondern man darf auch die Injektionen nicht zu rasch hintereinander machen. Denn die radioaktiven Stoffe werden, wie wir sahen, im Körper retiniert, und dann können kumulative Wirkungen entstehen. Bei dem in der Literatur von Orth, His und Gudzent beschriebenen Vergiftungsfall mit Thorium X musste die Todesursache eben in einer solchen Kumulation gesucht werden. Die Vergiftungserscheinungen bestehen vornehmlich in Hyperämien und Blutungen in der Darmschleimhaut, im Magen, in den Nieren, der Leber usw., — so ist ja auch die Neigung zu Blutungen von jeher eine Kontraindikation für die Behandlung mit radioaktiven Stoffen gewesen! — der Kranke zeigt Temperaturerhöhungen, es kommt zu Blutbrechen und blutigen Stühlen, und der Tod tritt unter Zeichen allgemeiner Erschöpfung ein. Klinisch kann die Vergiftung sich erst einige Tage nach der letzten Injektion dokumentieren. Eben wegen der besonderen Affinität zum Darm und deshalb, weil bei einer hochwertigen Thorium X-Injektion ein grosser Teil der Substanz in die Darmhöhle ausgeschieden wird und bei vorhandener Stuhlverhaltung dort längere Zeit liegen und Reizerscheinungen verursachen kann, empfiehlt Plesch mit Recht die gleichzeitige Gabe von Abführmitteln mit und in den ersten Tagen nach einer jeden Thorium X-Injektion.

Beim erwachsenen Menschen pflege ich bei der einmaligen intravenösen Injektion nicht mehr als 2 Millionen Macheeinheiten Thorium X zu geben. Ich wiederhole die Injektion, wenn nicht eine sehr dringende Indikation zu häufigerer Anwendung vorliegt, in mindestens 2 bis 3 wöchentlichen Intervallen. Nur bei der Behandlung innerlicher maligner Geschwülste habe ich mich berechtigt gehalten, versuchsweise etwas häufiger zu injizieren. Aber ich bin doch nie über eine Injektion von $1^1/_2$—2 Millionen Macheeinheiten pro 10 Tage bei 3—4 maliger Wiederholung hinausgegangen.

Die Resultate, das will ich gleich vorwegnehmen, waren bei dieser Geschwulstbehandlung mit einer einzigen Ausnahme eines inoperalen Coloncarcinoms nicht befriedigend. Ich habe über diesen Fall früher berichtet; der primäre Tumor hatte sich mit der Zeit fast ganz zurückgebildet, doch kam es später zu Metastasierungen, die indessen nur langsam voranschreiten. Jedenfalls lebt der Patient, den ich jetzt seit etwa $1^1/_2$ Jahren behandle, noch immer bei leidlichem Allgemeinbefinden.

Wunderbare, aber allerdings fast immer nur rasch vorübergehende Erfolge zeitigt die Thorium X-Behandlung bei der Leukämie. Auch hier tritt der Erfolg: Absturz der weissen Blutzellen, Verkleinerung der Milz, Verschwinden vorhandener Herzmuskelinsuffizienz, wie der Oedeme, nicht unter allen Umständen auf. Aber wenn er sich einstellt, grenzt er oft geradezu ans Fabelhafte. Ich habe das u. a. zweimal bei einem jungen Menschen mit schwerster akuter Leukämie erlebt. In einem Falle von Splenomegalie mit Leukocytämie sah ich auch gute Wirkungen kleinerer Thorium X-Dosen und bei längerer Darreichung derselben eine merkliche Besserung des Zustandes.

Meine Herren! Ich muss es mir leider versagen, bei der grossen Zahl interner Erkrankungen, die ich im Laufe der Jahre mit radioaktiven Substanzen in der einen oder anderen Weise behandelt habe, auf Einzelheiten näher einzugehen. Nur den **Niederschlag meiner Erfahrungen, das Allgemeine**, was ich aus der grossen Summe der Einzelbeobachtungen ableiten kann, vermochte ich hier zu reproduzieren. Eins jedoch möchte ich noch betonen: Soviel steht wohl heute fest, **dass wir fast niemals bei allen den genannten Krankheitszuständen**, und ich schliesse hier die Gicht ausdrücklich mit ein, **mit der Anwendung der radioaktiven Stoffe ätiologische Therapie treiben**. Aber wir erzielen Besserungen, vielleicht manchmal auch Heilungen — ich denke da vor allem an gewisse Formen von Neuralgien. Die vollkommene Heilung ist jedoch immer die Ausnahme. Wenn wir indessen bedenken, dass die interne Radium- und Thoriumtherapie vielfach gerade bei solchen Krankheitszuständen Hilfe bringt, bei denen unsere frühere Therapie mehr oder weniger machtlos war, dann werden wir sie als willkommene therapeutische Methode begrüssen, wenn sie auch in der Regel unserem Bedürfnis nach ätiologischer Behandlung der Krankheiten nicht gerecht wird.

Glücklicher in diesem Sinne ist diejenige Art therapeutischer Verwendung radioaktiver Stoffe, die als Bestrahlungsbehandlung im engeren Sinne des Wortes bezeichnet wird. Ihr Angriffsgebiet sind gewisse Formen von Hauterkrankungen und dann vor allen Dingen die Geschwülste.

Die Radium- und Mesothoriumstrahlen zerstören die Geschwulstzellen, allerdings oft auf dem Umweg, wie wir sahen, über eine masslos gesteigerte Proliferation. Aber schliesslich **beseitigen diese Strahlen doch die Erkrankungsursache und befreien den Körper von dem Krankheitsherd**. Eine Voraussetzung muss allerdings dabei gemacht werden, nämlich die, dass die Strahlen auch wirklich die Geschwulst mit genügender

Intensität treffen können und dass die Geschwulst nicht bereits über grössere Körperprovinzen durch Metastasierung disseminiert ist.

Meine Herren! Wenn man die Berichte über die Erfolge der verschiedenen Arten der Carcinombehandlung in den medizinischen Journalen liest, dann möchte man fast auf den Gedanken kommen, dass es so viele Methoden gäbe, dass eine neue zu ersinnen kaum mehr lohnte. Und man wundert sich eigentlich, dass überhaupt noch Menschen am Krebs sterben. Es ist ganz zweifellos, dass fast alle Arbeiten, die über Erfolge von Krebsbehandlungsmethoden berichten, von einem mehr den betreffenden Autor als seine Patienten befriedigenden Optimismus getragen sind.

Das eine ist ganz sicher: Es gibt Krebse, die nach vielerlei Methoden geheilt werden können, und es gibt Krebse, die nach keiner Methode zu kurieren sind. Und dann ist noch das andere zu beachten: die Wegschaffung des Tumors bedeutet noch nicht die Heilung von der Krebskrankheit, denn diese setzt voraus auch die Abtötung aller, und zwar absolut aller im Körper vorhandenen Krebsnester und Krebszellen.

Darum sollen wir scharf voneinander trennen: die anatomische Heilung und die klinische Heilung oder richtiger gesagt „Besserung" des Krebses. Im ersteren Falle ist ein Rezidiv unmöglich, da alle Krebszellen im Körper vernichtet wurden, im letzteren Falle haben wir nur den Krebs soweit beseitigt, dass wir klinisch zur Zeit nichts mehr von der primären Geschwulst oder ihren Metastasen nachweisen können.

Die Radiotherapie verzeichnet beide Arten der Heilung.

Anatomische Heilungen sind mit Sicherheit erzielt worden, besonders bei beginnenden kleinen oberflächlichen und leicht zugänglichen Tumoren der Haut und Schleimhäute. Das bezeugen die bekannten französischen Forscher Wickham und Degrais. Man treibt diese Therapie ja jetzt auch schon ca. 10 Jahre und verfügt so über genügend Beobachtungsmaterial.

Klinische Heilungen werden bei grösseren und älteren Geschwülsten der eben genannten Art gleichfalls erzielt, dann aber besonders auch nach der neuen Bestrahlungsmethode mit den grossen Radium- und Mesothoriummengen auch bei den Tumoren innerer Organe. Besonders günstig liegt hier der Uteruskrebs, der an sich gewöhnlich geringe Neigung zur Metastasierung zeigt. Hierbei wurden bekanntlich frappante Erfolge durch die Bestrahlungsbehandlung mit den grossen Dosen von Bumm und Krönig erreicht. Wie weit die klinische Heilung hier auch eine anatomische sein kann, muss der weiteren Beobachtung zu entscheiden überlassen bleiben.

Nicht nur das Uteruscarcinom, sondern auch andere Carcinome und Sarkome innerer Organe sind solcher klinischer Heilungen und Besserungen zugänglich, wie wir sogleich hören werden.

Lassen Sie mich auch hierbei wieder über eigene Beobachtungen berichten und mich einen Ueberblick geben speziell über den Verlauf derjenigen Krankheitsfälle, die in dem in Gemeinschaft mit meinen Kollegen Brentano, Bröse, Koblanck und Pritzel von mir geleiteten Institut für kombinierte Strahlentherapie in Berlin nach den neuen Methoden mit grossen Radium- und Mesothoriumdosen seit etwa 5 Monaten behandelt wurden.

Einige Worte über die Methodik der Behandlung seien vorausgeschickt.

Wir verfügen zur Zeit über rund $1/4$ g Radium- und Mesothoriumbromid und haben diese Substanzmenge in kleinere Einzelportionen verteilt und in Silberröhrchen minimalster Wandstärke eingeschlossen. Die Einteilung der Substanz in die Einzelportionen erfolgte derart, dass wir bei der Bestrahlung sorgfältig abgestufte Mengen anwenden können. Die stärksten Röhrchen enthalten 50 mg, die kleinsten 25 und 15 mg Substanz. Zur Filtrierung verwenden wir in der Regel Bleikapseln mit einer Wandstärke von 3, 2 und 1 mm, ferner Goldkapseln von 0,6 mm und endlich Aluminium- und Messingfilter verschiedener Dicke. Ausserdem können die Kapseln in Gummimembranen selbstverständlich eingehüllt werden.

Wir sind nun, wie gesagt, in der Lage, mit allen möglichen Dosen unserer Substanz zu arbeiten, indem wir die Einzelportionen in der jeweilig zweckmässigsten Weise kombinieren, sie eventuell nebeneinander legen, um so eine Kreuzfeuerwirkung auf die darunter liegenden Tumoren zu erzielen. Wir können z. B. auch auf einen Tumor, um intensivste Bestrahlungseffekte hervorzurufen, unser ganzes Viertelgramm Substanz auf einmal wirken lassen; in anderen Fällen genügen 200, in anderen 150 mg, und wieder in anderen noch weniger. Speziell zur Bestrahlung kleiner oberflächlicher Hautaffektionen, z. B. zur Angiombehandlung, dienen die Dosen von 50 mg und darunter.

Durch die Variation der Filterung ist es weiter möglich, auch die Wirkung ausserordentlich zu variieren. Bei der direkten Bestrahlung zirkumskripter Geschwülste verwenden wir oft absichtlich **keine stärkere Filtration. Wir wollen hier ausser den γ-Strahlen gerade die β-Strahlen des Präparates** und die wieder von ihnen oder auf der Oberfläche einer dünnen Bleikapsel erzeugte Sekundärstrahlung mitbenutzen. Bei der **perkutanen Bestrahlung, bei der die Haut geschont** werden soll, muss **kräftig filtriert werden. Da dürfen nur die harten γ-Strahlen den Körper erreichen.** Kurz, Sie sehen, dass man bei einer derartigen Anordnung des Instrumentariums sehr vielfältige Effekte erzielen kann.

Im allgemeinen lassen sich folgende Regeln aufstellen: Bei oberflächlichen, leicht zugänglichen Tumoren der Haut, Schleimhäute, der Mamma, der Speichel- und Lymphdrüsen, wie kleiner leicht zugänglicher Skeletteile wenden wir 50—100 mg auf einmal an. Wir bestrahlen dann je nach der Intensität der Wirkung und der Art des Falles 2—3 mal wöchentlich, bei schwereren Fällen auch täglich von 4 Stunden aufwärts bis zu einem halben Tag. Wir sind zu dieser Art längerer Bestrahlungssitzungen mit grösseren Dosen durch Misserfolge gekommen, die wir bei kürzeren Bestrahlungen mit denselben Dosen zu verzeichnen hatten, indem die Tumoren proliferierten, anstatt zurückzugehen. Ueberhaupt scheint die **Anwendung kleiner Radiummengen und zu kurzer Bestrahlungsdauer bei der Tumorbehandlung** aus diesem Grunde gefährlich. Im ganzen sind bei diesem modus procedendi in der Regel 5 bis 10000 Milligrammstunden erforderlich, um Erfolge zu erzielen, d. h. z. B. bei der Anwendung von 100 Milligramm muss 100 Stunden bestrahlt werden, wenn man 10000 Milligrammstunden haben will.

Bei Tumoren der Bauch- und Brusthöhle, soweit sie der Bestrahlung direkt zugänglich sind, benutzen wir 50 bis 200 Milligramm Substanz und filtern jetzt in der Regel mit 2 mm Blei oder 0,6 mm Gold.

Beim Uteruscarcinom sind möglichst hohe Dosen von vornherein indiziert. Man kann 150 bis 200 Milligramm oder darüber 12 Stunden, ausnahmsweise auch länger, liegen lassen und je nach der Dosis und Dauer täglich oder in Intervallen von einigen Tagen die Bestrahlung wiederholen. **Jedenfalls suchen wir zu Anfang der Behandlung die ersten 5000 Milligrammstunden mit grossen Dosen möglichst rasch zu geben.**

Beim **Mastdarmkrebs** sind wir von den höheren Dosen etwas zurückgekommen. Die Wirkung ist zu stürmisch, die Patienten klagen über äusserst schmerzhaften Tenesmus und andere Reizerscheinungen seitens des Darms stellen sich ein. Wir beschränken uns jetzt beim Mastdarmkrebs möglichst auf die Anwendung von 50 Milligramm Substanz bei 0,6 mm Goldfilterung und bestrahlen zuerst täglich ca. 4 Stunden und steigern dann allmählich die Dauer der Einzelbestrahlung je nach dem gewonnenen Resultat. Wir haben den Eindruck, dass die Goldfilterung weniger Reizerscheinungen macht als die Bleifilterung. Ob die sekundäre Bleistrahlung dabei eine Rolle spielt, bleibt dahingestellt.

In analoger Weise gestaltet sich die Behandlung des Oesophaguskrebses. Mit einer Sonde führen wir das Präparat in 2 mm Blei- oder 0,6 mm Goldfilter möglichst unter Kontrolle des Röntgenschirms, wenn es geht, mitten in den Tumor hinein. Wir nehmen täglich Sitzungen von 2 Stunden vor; längeres Verweilen der Sonde vertragen die Patienten schlecht. 5 bis 10000 Milligrammstunden werden in der Regel zu einer Behandlung erforderlich sein.

Bei der perkutanen Bestrahlung der Tumoren, der grossen Körperhöhlen muss man von vornherein die grössten Dosen bei starker Filterung wählen. Hier verwenden wir 3 mm Bleifilter, die mit einer Gummimembran überzogen sind, um die Haut auch vor der Sekundärstrahlung zu schützen, ja wir bedienen uns durch Zwischenlegung einer Watteschicht eventuell der Bayet-Lazarus'schen Methode der Fernbestrahlung von der Haut. In solchen Fällen haben wir täglich 6 Stunden und noch länger bestrahlt, und nach vierwöchiger Behandlung oft erst eine kleine Pigmentierung oder Vaskularisation der Haut oder Abhebung des Epithels gesehen. Die Gefahr der Hautverbrennung ist also bei dieser Filterung relativ gering. Für die Behandlungsdauer lässt sich hier keine Durchschnittszahl in Milligrammstunden angeben, da die Bestrahlungserfolge zu sehr von der Lage und Grösse der Tumoren abhängen. Ueberhaupt beanspruchen alle meine Angaben über Milligrammstunden keine unbedingte Gültigkeit. Sie sollen nur approximative Werte darstellen.

Die Bestrahlung kommt nun nicht allein bei manifesten Tumoren oder Drüsenmetastasen in Betracht, sondern auch prophylaktisch als Nachbehandlung der Radikaloperation von Geschwülsten. Besonders denke ich hier an das Mammacarcinom, bei dem man eine gründliche Bestrahlung der ganzen Brust- und Halsregion nach der Operation vornehmen soll. Bei kräftiger Filterung verwende man grosse Dosen und behandle die ganze Körperpartie felderweise unter Anwendung des Kreuzfeuers.

Die früher schon erwähnte Beobachtung Werner's über die besondere Empfindlichkeit sensibilisierten Gewebes gibt uns nun die Erklärung dafür, dass die Tumorzellen weit empfindlicher gegen die Strahlenwirkung sind als das normale Gewebe. Was man diesem zumuten darf, haben wir ebenfalls oben schon gehört, da wir die Empfindlichkeit der einzelnen Körpergewebe gegen die Strahlung miteinander abwogen. Ich warne aber, der Strahlenresistenz des normalen Gewebes zuviel zuzutrauen! Es ergibt sich also unsere therapeutische Methodik ungezwungen, wie Sie sehen, aus den Resultaten der biologischen Prüfungen.

Man hat nun daran gedacht, durch künstliche Mittel das Tumorgewebe, das ja auch von Natur aus schon verschiedene Empfindlichkeit zeigt, indem z. B. Sarkome weit labiler sich bei der Bestrahlung erweisen als Carcinome, generell noch obendrein zu sensibilisieren; bei den oberflächlichen Tumoren, an die wir leicht mit starken β- und γ-Strahlenquellen herankommen, ist das vielleicht nicht einmal so nötig, wie bei den tieferliegenden Geschwülsten. Indessen dürfte auch bei den oberflächlichen Tumoren eine Sensibilisierung die Behandlungsdauer abkürzen.

Die Sensibilisierung ist an sich möglich durch lokale Einwirkungen, wie z. B. durch Kälteanwendungen mit dem Aetherspray, auch durch Thermopenetration scheint sie erreicht zu werden. Ferner haben wir Versuche mit einer Vorbehandlung mit Hochfrequenz bei oberflächlichen Tumoren gemacht und hatten den Eindruck, dass dadurch die nachträgliche Radiumbestrahlung manchmal rascher wirkt; man kann auch daran denken, in den Tumor unlösliche Metallverbindungen einzuführen, die eine starke Sekundärstrahlung beim Auftreffen der γ-Strahlung hervorrufen. Besonders aber hat Werner ein Verfahren der Sensibilisierung ausgearbeitet, bei dem Cholin in einer schwerzersetzlichen Verbindung in steigenden Dosen ins Blut infundiert wird. Das Cholin übt auf den Körper einige biologische Wirkungen aus, die denen der Strahlen analog sind. Von einer Imitation der Strahlenwirkung dabei zu sprechen, wie es Werner tut, scheint mir indessen nicht gerade im Ausdruck glücklich gewählt zu sein. Ueberdies geht die Wernersche Cholinsensibilisierung von einer **theoretisch unzutreffenden Voraussetzung** aus, was allerdings nicht beweist, dass sie praktisch nicht doch nützlich sein könnte. Werner meint nämlich nach der, wie schon gesagt, widerlegten Schwarz'schen Hypothese, dass das Lecithin hauptsächlich von den Strahlen zersetzt werde, und dass sein giftiges Zerfallsprodukt, das Cholin, dann an den destruktiven Prozessen vornehmlich beteiligt sei. So rät er, bereits das Cholin in grossen Mengen dem Körper einzuverleiben und gleichzeitig zu bestrahlen; dann resultiere daraus eine verstärkte Wirkung.

Diese Behandlungsmethode, wie auch Versuche, die Bestrahlung zu kombinieren mit der Injektion von Metallverbindungen, die in elektiver Weise vom Blute aus das Tumorgewebe aufsuchen — ich erinnere an die bekannten Beobachtungen von v. Wassermann, Neuberg und Caspari —, sind alle in den ersten Anfängen. Ein Urteil können wir darüber noch nicht geben.

Nur die **Kombination der Radium- und Mesothoriumbestrahlung mit der Röntgenbestrahlung** bedarf noch als erprobte und nützliche Kombinationstherapie besonderer Erwähnung. Was diese kombinierte Bestrahlung bei der Behandlung des Uteruskrebses leistet, haben wir von den Gynäkologen gehört. Diese Methode wird aber bei allen Tumoren noch umso stärkere Effekte erzielen, je mehr die Technik lernt, Röntgenröhren mit möglichst grossen Bündeln möglichst harter γ-Strahlen herzustellen. Auch wir haben mit dieser kombinierten Bestrahlung jetzt schon einige erfreuliche Erfolge gesehen.

Ich möchte mir nun erlauben, Ihnen an der Hand unseres oben erwähnten Krankenmaterials einen kurzen statistischen Ueberblick über die Erfolge und auch über die Misserfolge zu geben, die wir in unserem Institute mit der reinen Radium- und Mesothoriumbestrahlung erzielt haben. Bei den Fällen, die ich meiner Statistik zugrunde lege, wurden Röntgenstrahlen oder besondere Sensibilisierungsmethoden so gut wie nicht oder nur in sehr bescheidenem Maasse angewandt. Ich will auch nicht über die Fälle verschiedener Hautkrankheiten wie Angiome, Mycosis fungoides, Ekzeme, Psoriasis usw., nicht über die Strahlenbehandlung der Myome, der Entzündungen, der weiblichen Genitalorgane, der Lymphdrüsenschwellungen, wie z. B. bei der Pseudoleukämie, nicht über die behandelten Fälle von Mittelohrerkrankungen, Schwerhörigkeit usw. berichten, sondern ich beschränke mich auf das wichtigste Kapitel, die Therapie der Krebse, und hier wollen wir sehen, was Radium und Thorium allein zu leisten imstande sind. In unserem Material finden sich einzelne Fälle von Sarkom. Ich sagte oben schon, sie erweisen sich in ganz besonderem Maasse für diese Therapie geeignet. Die weit überwiegende Mehrzahl der Fälle aber sind Carcinome.

Wir haben 56 Fälle von Carcinom nach den oben fixierten Grundsätzen mit grösseren Radium- und Mesothoriumdosen behandelt; in der folgenden Tabelle findet sich die Verteilung der behandelten Krebse auf die einzelnen Organe.

Kehlkopf	2	Lippe	1
Tonsillen und Oberkiefer	2	Parotis	2
Arm	1	Rektum	7
Uterus	9	Colon und Mesenterium	3
Pankreas	2	Oesophagus	3
Mamma, primär	4	Magen	5
Mamma, sekundär	10	Urethra	1
Wange	1	Ovarium	3

Generell sei bemerkt, dass es sich fast durchgängig um schwere Fälle gehandelt hat, bei denen die Operation von dem Chirurgen abgelehnt worden war. Nur 2 Fälle, nämlich ein Rektumcarcinom und ein Ulcus rodens der Wange, wären noch operationsfähig gewesen, aber die Patienten hatten die Operation verweigert. Einige Patienten wurden sozusagen im letzten Stadium zu uns gebracht, und das sind auch bisher die einzigen Todesfälle, nämlich 7 an der Zahl, die wir zu verzeichnen haben, während bei allen anderen Patienten eine mehr oder minder deutliche Besserung durch die Behandlung eintrat. Von diesen Fällen sind folgende bei schärfster kritischer Beurteilung als so wesentlich gebessert anzusehen, dass sie als klinisch „geheilt" gelten müssen.

Uterus	1	von	9	Rektum	1	von	7
Mamma, primär	2	„	4	Parotis	1	„	2
Mamma, sekund.	3	„	10	Oesophagus	1	„	3
Wange	1	„	1	Tonsillen	1	„	2

Wir haben also im ganzen 11 Fälle „klinischer Heilung" bei einem unausgewählten Gesamtmaterial von 56 Fällen zu verzeichnen. Die 2 noch operablen Fälle von Wangen- und Rektumcarcinom gehören zu den geheilten Fällen. Wenn wir so auf ca. 20 pCt. klinisch geheilter Fälle kommen, dann dürfte wohl diese grosse Zahl vor allem durch die Kürze der Beobachtungsdauer von höchstens 4 Monaten bedingt sein; andererseits muss man aber anerkennen, dass doch zur Zeit des Abschlusses der Behandlung klinisch eben nichts mehr von Geschwulstgewebe mit Sicherheit nachweisbar war, dass also zweifellos eine sehr weitgehende Zerstörung der Geschwulst und der Metastasen zum Teil sicherlich bis höchstens auf mikroskopische Restbestandteile herbeigeführt worden war.

Wenn wir demnach in allen diesen Fällen auch nicht von anatomischer Heilung in dem früher definierten Sinne reden dürfen, dann bedeuten diese therapeutischen Erfolge trotzdem für den Kranken einen grossen Gewinn, vielfach eine völlige Wiederherstellung der Funktion[1], der Arbeitsfähigkeit und eine Besserung des Allgemeinbefindens. Denn diese hält doch gewöhnlich gleichen Schritt mit dem Rückgang des Krebses. Für den Arzt aber bedeuten auch diese relativen Erfolge eine weit grössere Befriedigung als der therapeutische Nihilismus, zu dem er früher verurteilt war.

Einige der nicht „geheilten" Patienten der obigen Tabelle befinden sich zur Zeit noch in Behandlung. Resümierend können wir feststellen, dass die Strahlentherapie nie vollständig versagte; gewöhnlich wurde doch der eine oder andere Effekt erzielt, und schliesslich konnten wir auch bei den tödlich verlaufenden Fällen gewisse Strahleneinwirkungen in der Art zweifelloser Verkleinerungen der Geschwülste nachweisen. Besonders eklatant war das in einem Falle von Pankreascarcinom.

Ich will aber nicht verhehlen, dass diese ganze Bestrahlungsmethode auch eine gewisse Reihe von Gefahren in sich birgt. Ich denke hier nicht so sehr an die Verbrennungen der Haut bei perkutaner Bestrahlung, als vielmehr daran, dass auch im Innern des Körpers gesundes Gewebe notleiden und zerstört werden kann. Es vermögen so Gefässrupturen und innerliche Verblutungen einzutreten, Nekrosen und Abszesse können an unerwünschter Stelle entstehen, Fistelbildungen sind beobachtet worden, Darmperforationen sind möglich u. dgl. m. Alle diese Gefahren dürfen aber vielleicht deshalb nicht zu übermässig ernst genommen werden, weil es sich ja doch immer wohl um schwer krebskranke Menschen handelt, deren Leben das Krebsleiden ein sicheres Ziel setzen würde. Wir schätzen uns glücklich, dass wir bei unseren Patienten bislang derartig unliebsame Zwischenfälle noch nicht erlebt haben, aber ich wollte

---

[1] In dem einen Falle von Tonsillar- und Oberkiefertumor wurde z. B. nach kurzer Bestrahlungszeit schon die aktive Beweglichkeit des vorher vollständig versteiften Oberkiefergelenks wieder erzielt. — In dem „geheilten" Fall von Oesophaguskrebs sind Stenoseerscheinungen jeder Art geschwunden.

diese Gefahren der Radiotherapie doch nachdrücklich hier erwähnen, um darauf hinzuweisen, dass man bei der Dosierung, d. h. in der Anwendung von Substanzmenge und in der Länge der Einzelbestrahlung nicht übertreiben, sondern dabei die nötige Vorsicht immer beachten soll.

Klinisch ist ferner bemerkenswert, dass in manchen Fällen sich an eine jedesmalige Bestrahlung, besonders aber an die ersten Bestrahlungen Temperaturerhöhungen anschliessen. In einem Falle von Pankreascarcinom habe ich Fiebererscheinungen bis zu 40° C gesehen. Wahrscheinlich handelt es sich bei allen diesen Temperaturerhöhungen um eine Art Resorptionsfieber.

Ich komme zum Schluss. Ich hoffe, Sie werden sich mit mir überzeugt haben, dass wir in der radioaktiven Materie ein Mittel besitzen, das uns in mannigfacher Richtung gestattet, Krankheitszustände des menschlichen Körpers günstig zu beeinflussen. Allerdings sollen wir niemals die Therapie mit den radioaktiven Substanzen einseitig spezialistisch allein betreiben, sondern wir sollen in diesen Elementen nur eins unter allen Hilfsmitteln sehen, die die therapeutische Technik uns an die Hand gibt. Wir sollen vor allen Dingen über die Anwendung der radioaktiven Materie alte, bewährte Methoden klinischer Therapie nicht vernachlässigen. Wenn Sie nun auf Grund meines Vortrags vielleicht empfinden, dass der Inhalt hochgespannten Erwartungen auf die Erfolge der Radiotherapie nicht entspricht, so möchte ich Sie doch bitten, eine pessimistische Beurteilung nicht aufkommen zu lassen. Denn ich meine, wir können in gewissem Sinne mit dem Erreichten schon zufrieden sein, und da wir gerade bei solchen Krankheitszuständen mit Hilfe der radioaktiven Substanzen Besserungen erzielen, bei denen die früheren Behandlungsarten sehr viel weniger ausrichten konnten, so wird uns dieses Bewusstsein in dem Bestreben ermutigen, die Radiotherapie noch weiter auszubauen. Mag die Entfernung, in der sie sich augenblicklich noch immer von dem Ideal unserer Hoffnungen und Wünsche befindet, auch uns noch allzugross dünken, so soll uns das gerade ein Ansporn sein, weiter zu arbeiten und die Methodik zu grösserer Vervollkommnung auszubauen. Dass das möglich ist, daran kann kein Zweifel sein.

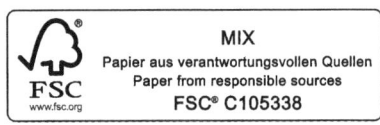

If you have any concerns about our products,
you can contact us on
ProductSafety@springernature.com

In case Publisher is established outside the EU,
the EU authorized representative is:
**Springer Nature Customer Service Center GmbH
Europaplatz 3, 69115 Heidelberg, Germany**

Printed by Libri Plureos GmbH
in Hamburg, Germany